Ueber

Glykosamin.

Von

Dr. GEORG LEDDERHOSE.

STRASSBURG.
KARL J. TRÜBNER.
1880.

Gedruckt mit Genehmigung der medicinischen Facultät der Universität Strassburg.

Referent: Prof. Dr. Hoppe-Seyler.

Ueber Glykosamin.

In einer früheren Mittheilung[1]) wies ich nach, dass beim Kochen des Chitin mit concentrirter HCl ein Amido-Kohlehydrat — das salzsaure Glykosamin — und Essigsäure als einzige Spaltungsprodukte erhalten werden. Bekanntlich sind der chemischen Untersuchung des Chitin durch dessen ausserordentliche Widerstandsfähigkeit sehr enge Grenzen gesteckt, und so konnte nur noch für die concentrirte H_2SO_4 eine Spaltung in Essigsäure und ein Kohlehydrat — entsprechend den Versuchen von Berthelot[2]) u. A. — festgestellt, die Uebereinstimmung des letzteren aber mit Glykosamin nur sehr wahrscheinlich gemacht werden. Durch andere energisch wirkende Reaktionen, wie Schmelzen mit Aetzkali und Erhitzen mit mässig starker HNO_3, wurde wenigstens auch die Bildung von Essigsäure konstatirt.

Nach der bisher für das Chitin gebräuchlichen Formel war eine Spaltung in Glykosamin und Essigsäure nicht leicht zu erklären, und da schon Bütschli und Emmerling[3]) durch neue Stickstoffbestimmungen die Richtigkeit der älteren Formel in Frage gestellt hatten, so unterwarf ich die procentische Zusammensetzung des Chitin einer erneuten Untersuchung. Ich erhielt für den Stickstoffgehalt den Bütschli'schen Angaben entsprechende Resultate und kam dann, unter Berücksichtigung einer grösseren Anzahl von Kohlen-Wasserstoffbestimmungen und der über die Spaltungsvorgänge gesammelten Erfahrungen zu Aufstellung folgender Formel als der wahrscheinlichsten für das Chitin:

$$C_{15}H_{26}N_2O_{10}.$$

---

[1]) Zeitschr. f. physiol. Chemie, Bd. II, S. 213 u. ff.

[2]) Compt. rend., Bd. 47, S. 227 u. ff.

[3]) Du Bois u. Reichert's Archiv 1874, S. 362 u. ff.

Die Spaltung in Glykosamin und Essigsäure kann nach dieser Formel nur — allerdings auf ziemlich komplicirte Weise — so aufgefasst werden, dass unter Aufnahme von 6 Mol. H_2O aus 2 Mol. Chitin 4 Mol. Glykosamin und 3 Mol. Essigsäure gebildet werden[1]).

Die nächste Aufgabe war nun, die chemischen und physiologischen Eigenschaften des salzsauren Glykosamin näher kennen zu lernen, und die bis jetzt nach dieser Richtung gewonnenen Resultate sind im Folgenden mitgetheilt.

I. Zusammensetzung und allgemeine Eigenschaften.

Die Formel für des salzsaure Glykosamin ergab sich aus folgenden analytischen Werthen:

Gefunden:		Berechnet:	
C = 32,84		33,3	%
H = 6,23		6,49	%
N = 6,44		6,49	%
Cl = 16,37 / 16,46	= 16,41	16,5	%

Kohlenstoff und Wasserstoff wurden bei kontinuirlichem Luft- bez. Sauerstoffstrom, der Stickstoff nach der Methode von Will-Varrentrapp unter Anwendnng von stickstofffreiem Traubenzucker zur Verbrennung (nach Makris[2]), die HCl als Chlorsilber bestimmt. — Schon die ersten vorläufigen Reaktionen zeigten eine so auffallende Verwandtschaft des salzsauren Glykosamin mit dem Traubenzucker, dass es am nächsten lag, für die Konstitution des Körpers eine Vertretung von OH durch NH_2 in der Gruppe CH_2. OH der Fittig'schen Konstitutionsformel des Traubenzuckers anzunehmen. In einer vorläufigen Mittheilung[3]) wurde desshalb die rationelle Formel:

$$COH. (CH. OH)_4. CH_2. NH_2. + HCl$$

als die wahrscheinlichste hingestellt.

Die Darstellung des salzsauren Glykosamin hat sich seitdem unbeschadet der Reinheit des gewonnenen Materials wesentlich vereinfachen lassen. Man extrahirt zunächst die

---

[1]) In diesem Sinne ist die in der früheren Arbeit (a. a. O. S. 225) durch ein Versehen unrichtig aufgestellte Gleichung zu modificiren.

[2]) Annalen der Chemie, Bd. 184, S. 371 u. ff.

[3]) Berichte d. deutschen chem. Gesellsch. 1876, S. 1200.

zur Verarbeitung bestimmten Hummertheile mit verdünnter HCl, kann sie dann leicht zerschneiden, durch Abspülen mit Wasser von noch anhaftenden Fleisch- und Faserresten befreien, und lässt nun ohne Weiteres die Einwirkung der koncentirten HCl auf dem Sandbade eintreten. Die dunkelgefärbten Zersetzungsprodukte von Fetten, Farbstoffen und anderen Verunreinigungen des Chitin, welche die HCl gleichzeitig liefert, werden nicht durch das auskrystallisirende salzsaure Glykosamin mit niedergerissen und sind zum grössten Theil in Wasser unlöslich, also durch Entfernung der sie lösenden HCl leicht unschädlich zu machen.

Man lässt die Einwirkung der HCl so lange fortdauern, bis sich an der Oberfläche der Flüssigkeit eine reichliche krystallinische Ausscheidung zeigt; durch möglichst schnelles Abkühlen und Umrühren mit einem Glasstabe erzielt man dann eine fein-krystallinische Ausfällung des salzsauren Glykosamin. Ein Theil der Mutterlauge wird jetzt zu weiterer gleicher Verarbeitung abgegossen, und der Rest mit dem Niederschlag auf ein leinenes Filter gebracht, durch welches man mittelst der Bunsen'schen Wasserluftpumpe längere Zeit einen Luftstrom saugt. Ist die Krystallmasse so bis in die untersten Schichten ziemlich ganz von Flüssigkeit befreit, so saugt man zweckmässig noch einige Tropfen Wasser und Alkohol durch das Filter, und hat nun die Substanz schon in annähernd reinem und farblosem Zustand. Zu einer vollkommenen Reindarstellung löst man die erhaltenen Krystalle in Wasser und dampft ein; es fallen dann etwa noch vorhandene Verunreinigungen, die vorher in der HCl gelöst waren, flockig aus, und kurz vor dem Auskrystallisiren des salzsauren Glykosamin scheidet sich regelmässig eine geringe Menge von Calciumsulfat aus. Beides wird durch Filtriren leicht entfernt.

Das salzsaure Glykosamin tritt in vollständig farblosen, hell glitzernden Krystallen auf, welche je nach der schnelleren oder langsameren Ausscheidung von Sandkorn- bis Erbsengrösse variiren. Sie sind hart und luftbeständig, enthalten kein Krystallwasser und werden bei vorsichtigem Erhitzen auch bis über 100° nicht verändert.

Nach der krystallographischen Untersuchung, welche Herr Dr. Bücking im hiesigen mineralogischen Institut vornahm[1]) sind sie monosymmetrisch mit dem Axenverhältniss a : b : c = 0,8708 : 1 : 0,9243. $\beta = 50^0\ 35\ {}^1/_3{}'$. Beobachtete Formen (s. Fig. a) : p (110) ∞ P, c (001) o P, r ($\bar{1}$01) + P̶ ∞, q (011) P̶ ∞. Die Krystalle zeigen deutliche Hemimorphie nach der Symmetrieaxe; im extremsten Fall ist q nur rechts, p nur links vorhanden (s. Fig. b).

Kantenwinkel:

p : p = (110) (1$\bar{1}$0) 67° 52′
p : c = (110) (001) 58° 13′
q : c = (011) (001) 35° 32′

Spaltbarkeit nach r ($\bar{1}$01) vollkommen.

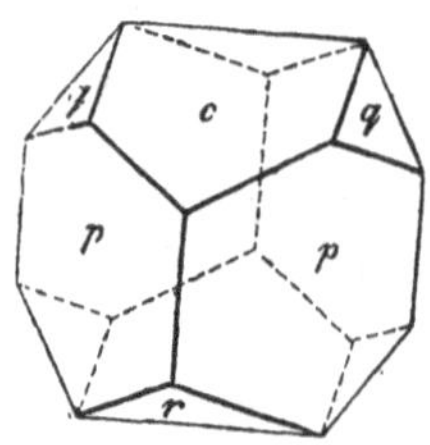

Fig. a.

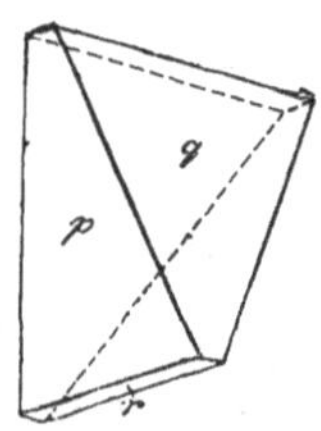

Fig. b.

In Wasser sind die Krystalle sehr leicht, in Alkohol sehr schwer löslich und werden durch diesen aus der koncentrirt wässrigen, durch Aether aus der alkoholischen Lösung gefällt. Sie haben einen deutlich süssen Geschmack, der in einen bitteren, salzigen Nachgeschmack übergeht. Die Lösung lässt sich bis zu reichlicher krystallinischer Ausscheidung ohne Verfärbung auf dem Wasserbade eindampfen; beim Einengen zur Trockne tritt leichte Braunfärbung ein. Die Lösung reagirt sauer, hat stark reducirende Eigenschaften, dreht die Polarisationsebene nach rechts, ist jedoch mit Hefe nicht gährungsfähig. — Das salzsaure Glykosamin wird durch Bleiacetat und Ammoniak, wie verwandte Kohlehydrate, gefällt; mit basisch Bleiacetat und neutralem Bleiacetat allein nicht.

[1]) Ausführlicher mitgetheilt in der Zeitschr. f. Krystallographie, herausgeg. von P. Groth, 1877, S. 304.

II. Verhalten gegen Alkalien.

Mit Natronlauge mässig erwärmt, nimmt die Lösung des salzsauren Glykosamin zuerst eine gelbe bis grüne, dann braunrothe, endlich dunkelbraune bis schwarze Färbung an; beim Kochen entwickelt sich reichlich Ammoniak, und die Flüssigkeit bietet auch nach völligem Entweichen des Ammoniak den für die Zersetzung der Glykosen (unter Wasseraustritt) charakteristischen Karamelgeruch dar. Nach einstündigem Kochen liess sich kein Stickstoff mehr in der Flüssigkeit nachweisen. — Die leichte Veränderlichkeit durch Alkalien und die beschriebene Farbenfolge pflegt die Glykosen ($C_6 H_{12} O_6$) von den Zuckerarten $C_{12} H_{22} O_{11}$ und anderen Kohlehydraten zu unterscheiden.

Dass beim Kochen mit Natronlauge der Stickstoff des Glykosamin als Ammoniak entweicht, zeigt folgender Versuch: ca. 2 gr. der salzsauren Verbindung wurden mit verdünnter Natronlauge eine Stunde lang gekocht, die stark alkalisch reagirenden und stechend riechenden Dämpfe in überschüssiger verdünnter HCl aufgefangen, und das Destillat auf dem Wasserbade zur Trockne eingedampft. Der weisse Rückstand wurde in wenig Wasser gelöst, und alkoholische Platinchloridlösung zugesetzt; es enstand ein reichlicher gelber Niederschlag. 0,9560 gr. desselben (bei 100° getrocknet) enthielten 0,4175 gr. oder 43,67 % Platin. Da Ammoniumplatinchlorid 44,186 % Platin enthält, so ist bewiesen, dass bei dem Versuch Ammoniak durch Kochen des salzsauren Glykosamin mit Natronlauge entwickelt wurde, und der mit alkoholischer Platinchloridlösung im Destillat gewonnene Niederschlag aus Ammoniumplatinchlorid bestand.

Wie Hoppe-Seyler[1]) gefunden hat, bildet sich bei der Einwirkung von starker Natronlauge auf Traubenzucker bei 100° neben anderen Zersetzungsprodukten Brenzkatechin und Gährungsmilchsäure. Um dieses Verhalten auch für das salzsaure Glykosamin zu prüfen, wurde vorläufig 1 gr. der reinen Substanz mit Natronlauge im zugeschmolzenen Rohr über 100° erhitzt, die braunschwarz gefärbte Flüssigkeit mit ver-

[1]) Berichte d. deutschen chem. Gesellsch. 1871, S. 346.

dünnter H_2SO_4 neutralisirt, mit Aether geschüttelt, dieser abdestillirt, und der Rückstand in wenig Wasser gelöst. Auf Zusatz von Eisenchlorid enstand eine nicht intensive, aber deutliche Grünfärbung. Milchsäure war wegen der geringen Menge der angewandten Substanz nicht nachweisbar. — Es wurden nun weiter 8 gr. salzsaures Glykosamin mit überschüssiger, etwa 12procentiger Natronlauge unter möglichster Vermeidung von Luftzutritt 1 ½ Stunden auf dem Wasserbade erhitzt, dann schnell die der angewandten Natronlauge äquivalente Menge verdünnter H_2SO_4 zugesetzt und mit Aether geschüttelt. Hatte bei dem Versuch die erwartete Bildung von Milchsäure und Brenzkatechin stattgefunden, so mussten beide in diesem ätherischen Extrakt enthalten sein; derselbe wurde also zunächst zur Isolirung der Milchsäure mit Baryumkarbonat und Wasser geschüttelt. Nach Abgiessen des Aethers, Abfiltriren des überschüssigen Baryumcarbonat und genauem Ausfällen des gelösten Baryum mit verdünnter H_2SO_4 wurde mit Zinkkarbonat gekocht und eingedampft. Es schieden sich zahlreiche Krystallklümpchen in den für milchsaures Zink charakteristischen Formen aus. Zum Nachweis des Brenzkatechin wurde nun noch die abgegossene ätherische Lösung stark eingeengt, und der Rückstand in wenig Wasser gelöst. Auf Zusatz einiger Tropfen Eisenchlorid entstand eine intensiv dunkelgrüne Färbung, welche durch doppelt kohlensaures Natrium in eine purpurrothe verwandelt wurde. Ferner reducirte die Lösung schon in der Kälte leicht Silbernitrat. — Beide Reactionen liefern also den sichern Beweis, dass bei dem Versuch neben Milchsäure Brenzkatechin gebildet war.

In gleicher Weise wie die Natronlauge führen die übrigen kaustischen und kohlensauren Alkalien in der Wärme eine Entwicklung von Ammoniak aus der Lösung des salzsauren Glykosamin herbei; nur zeigen sich auch hier die bekannten individuellen Verschiedenheiten des Grades der Einwirkung, indem Baryumhydroxyd wie die Natronlauge schon bei gelindem Erwärmen, Calciumhydroxyd bereits weniger energisch, und Baryum- oder Calciumkarbonat erst beim Kochen die Zersetzung bewirken.

Zur Feststellung weiterer Produkte der Einwirkung von Alkalien wurde eine kleine Portion schwefelsaures Glykosamin[1]) mit Baryumhydroxyd auf dem Wasserbade erhitzt, bis keine Entwicklung von Ammoniak mehr beim Kochen einer Probe im Reagensglas eintrat, dann nach Durchleiten von Kohlensäure gekocht, kalt filtrirt und auf ein kleines Volumen eingedampft. Es war eine nicht unbedeutende Menge Baryum gelöst geblieben; die Lösung zeigte noch deutlich Reduktion. Auf Zusatz eines reichlichen Ueberschusses von absolutem Alkohol trat ein bräunlicher, flockiger Niederschlag ein, welcher sich nur schwer absetzte und bis jetzt noch nicht in zur weiteren Untersuchung genügend reichlicher und reiner Menge gewonnen wurde. Das Filtrat reducirte nicht mehr. — Es darf wohl vermuthet werden, dass bei diesem Versuch die Bildung einer Säure stattgefunden hat, welche mit der durch Einwirkung von Barytlösung auf Traubenzucker dargestellten Glucinsäure verglichen werden kann[2]).

Das Glykosamin hat mit dem Traubenzucker die Eigenschaft gemein, durch alkoholische Kalilauge gefällt zu werden.

Dies lehrt der folgende Versuch: Eine concentrirte wässrige Lösung der salzsauren Verbindung wurde mit concentrirter Kalilauge und absolutem Alkohol behandelt. Es entstand eine milchige Trübung, welche nach einiger Zeit mit Ausscheidung einer öligen, leicht braungelb gefärbten Masse verschwand; ganz so, wie wenn man Traubenzucker mit alkoholischer Kalilauge fällt. Der Niederschlag wurde wiederholt mit absolutem Alkohol gewaschen, wobei er eine feste Konsistenz annahm, und in wenig Wasser gelöst [3]). Diese Lösung reducirte viel Kupferhydroxyd, enthielt Chlor und reichlich Stickstoff, welcher

---

[1]) Darstellung desselben s. unten.

[2]) Vergl. Peligot: Ann. chem. Pharm. XXX, 75.

[3]) Die bisher beschriebenen Manipulationen wurden im Freien bei einer Temperatur von —5° ausgeführt, so dass eine Zersetzung der niedergefallenen Massen nicht eintrat.

durch Erhitzen mit Natronkalk als Ammoniak entwickelt werden konnte. Es wurde nun längere Zeit Kohlensäure durchgeleitet, und dann durch Zusatz von absolutem Alkohol eine reichliche Fällung von kohlensaurem, bez. doppeltkohlensaurem Kalium erzielt, welches offenbar aus der im Ueberschuss vorhandenen Kalilauge und durch Zersetzung der neugebildeten Glykosamin-Kali-Verbindung entstanden war. Beim Eindampfen der abgegossenen alkoholischen Lösung fielen unter leichter Braunfärbung der anfangs klaren Flüssigkeit Chlorkalium und kohlensaures, bez. doppeltkohlensaures Kalium aus. In dem stark reducirenden Filtrat konnte durch alkoholische Kalilauge eine ölige Fällung — genau wie bei Beginn des Versuchs — erzielt werden. Es war also offenbar ursprünglich unter Bildung von Clorkalium eine Glykosamin-Kali-Verbindung ausgefallen, dann diese durch Kohlensäure zersetzt, und endlich von Neuem das frei gewordene Glykosamin durch alkoholische Kalilauge gefällt worden. — Die Möglichkeit, dass bei dem Versuch gleichzeitig oder gar allein eine Vertretung des Säurewasserstoffs im salzsauren Glykosamin durch Kalium zu Stande gekommen, und also eine Glykosamin-Chlorkalium-Verbindung gebildet wäre, lässt sich nach dem Mitgetheilten mit ziemlicher Sicherheit ausschliessen.

III. Reduktion.

In seinen reducirenden Eigenschaften schliesst sich das salzsaure Glykosamin direkt an die reducirenden Zuckerarten an, und speziell stimmt es in allen unter dem Namen der «Zuckerproben» bekannten Reaktionen, soweit sie auf Reduktion beruhen, mit dem Traubenzucker überein. Mit viel Natronlauge und Kupfersulfat versetzt, löst es beträchtliche Mengen von Kupferhyhroxyd mit schön tiefblauer Farbe, welche schon nach kurzem Stehen an der Luft in eine grüne, später gelbe übergeht; allmählig fällt dann unter Entfärbung der Flüssigkeit schon in der Kälte reichlich rothes Kupferoxydul aus; bei gelindem Erwärmen tritt diese Fällung in kurzer Zeit ein.

Ebenso werden andere Metallverbindungen, wie Silbernitrat oder Wismuthoxyd, reducirt; letzteres bei längerem Kochen unter Zusatz einer koncentrirten Lösung von Natriumkarbonat im Ueberschuss (Böttcher's Probe). Erhitzt man ferner etwas Indigolösung, die durch Natriumkarbonat alkalisch gemacht ist, mit wenig salzsaurem Glykosamin zum Sieden, so geht die blaue Farbe der Flüssigkeit sehr bald in Gelb über (Mulder's Probe).

Zur Vergleichung der Reduktionskraft des salzsauren Glykosamin und des Traubenzuckers, auf Fehling'sche Lösung bezogen, wurden 0,5987 gr. krystallinischen, über H_2SO_4 getrockneten Traubenzuckers (Harnzucker) in 100 Cc. Wasser gelöst. Von dieser Lösung waren als Mittel von mehreren Bestimmungen 18 Cc. zur vollkommenen Reduktion von 20 Cc. normaler Fehling'scher Lösung nöthig; sie enthielten 0,1077 gr. Krystallwasser haltigen, oder 0,0979 gr. wasserfreien Traubenzucker. In gleicher Weise wurden von einer Lösung des salzsauren Glykosamin, welche in 100 Cc. Wasser 0,593 gr. bei 105^0 getrockneter Substanz enthielt, als Mittel von 3 Bestimmungen 19,83 Cc. einer Menge von 0,11759 gr. Substanz entsprechend, zur völligen Reduktion von 20 Cc. derselben Fehling'schen Lösung verbraucht. Wenn nun 0,0979 gr. Traubenzucker 20 Cc. Fehling'scher Lösung reduciren, so muss von dem salzsauren Glykosamin, falls es dieselbe Reduktionskraft besitzt, entsprechend seinem höheren Molekulargewicht, eine grössere Menge zu gleicher Reduktionswirkung nothwendig sein, und zwar erfordert das Verhältniss der Molekulargewichte beider (180 : 215,5) **0,1172** gr. salzsaures Glykosamin. Wie oben angegeben, waren **0,11759** gr. der Substanz zur Reduktion von 20 Cc. Fehling'scher Lösung verbraucht worden. — Dieser Versuch zeigt also, dass die Reduktionskraft des Traubenzuckers und des salzsauren Glykosamin, bezogen auf die beiderseitigen Molekulargewichte, die gleiche ist. Während demnach 1 Cc. der Normal-Fehling'schen Lösung gerade 5 milligr. Traubenzucker zur Reduktion erfordert, sind zu dem gleichen Resultat 5,986 milligr. salzsaures Glykosamin nothwendig.

Es ist diese reducirende Einwirkung wohl so aufzufassen, dass durch die in der Fehling'schen Lösung enthaltene Natronlauge beim Kochen die NH_2gruppe des Glykosamin als Ammoniak verjagt und durch OH ersetzt wird, und dann ein in seiner procentischen Zusammensetzung und Reduktionskraft mit dem Traubenzucker übereinstimmender Atomkomplex die Reduktion bewirkt.

IV. Specifische Drehung.

Die Lösung des salzsauren Glykosamin dreht die Polarisationsebene nach rechts, und zwar ist die Energie der Drehung unabhängig von der Temperatur der Lösung, wird aber durch die Concentration derselben wesentlich beeinflusst.

Die folgenden Bestimmungen sind mit dem Wild'schen Polaristrobometer bei Natriumlicht ausgeführt. Zuerst wurde durch eine Reihe von Ablesungen der Nullpunkt, und dann bei gefüllter Röhre, die einen Inhalt von 25,0 Cc. und eine Länge von 200 mm. hatte, der Drehungswinkel festgestellt.

	Gehalt der untersuchten Lösung an salzsaurem Glykosamin.	Beobachtete Winkeldrehung dieser Lösung.	Hieraus berechnete specifische Drehung $(\alpha)_D$.
1.	2,4952 gr.	+ 13,81°	+ 69,18
2.	3,9005 »	+ 21,63°	+ 69,31
3.	4,1785 »	+ 23,45°	+ 70,15

Für Bestimmung 1 wurde die Substanz 8 Tage lang über Aetzkalk getrocknet, eine Lösung von bekanntem Gehalt angefertigt[1]) und damit die Untersuchungsröhre gefüllt. In Versuch 2 wurde nach der Bestimmung der Inhalt der Röhre eingedampft, und der gut getrocknete Rückstand gewogen; bei Versuch 3 der Gehalt der Lösung durch Fällen mit Silbernitrat, Glühen und Wägen des abfiltrirten Chlorsilbers bestimmt. — Auserdem konnte bei diesem Versuch festgestellt werden, dass die Temperatur der Lösung auf die Drehung ohne Einfluss ist: der Drehungswinkel blieb nämlich bei

[1]) Die Lösung, welche 9,9808% Substanz enthielt, hatte ein specifisches Gewicht von 1,00658. —

Aenderung der Temperatur der Lösung von 0° bis 21,5° genau derselbe.

Schon aus den Werthen der 3 mitgetheilten Bestimmungen geht ein wesentlicher Einfluss der Koncentration der Lösung auf die Grösse der gefundenen specifischen Drehung hervor, und zwar fallen die höheren Werthe mit der stärkeren Koncentration zusammen. Um dies noch genaüer festzustellen, wurde die Lösung von Versuch 1 und eine neue, welche bei einem Gehalt von 4,4175 gr. Substanz in 25 Cc. eine specifische Drehung von 69,009 ergab, zweimal hintereinander mit dem gleichen Volumen Wasser verdünnt und auf ihre Drehung untersucht. Das Resultat war folgendes:

	Gehalt von 25 Cc. der Lösung.	Abgelesene Winkeldrehung.	Specifische Drehung $(\alpha)_D$.
1.	2,4952 gr.	+ 13,81°	+ 69,18
	1,2476 »	+ 6,78°	+ 67,93
	0,6238 »	+ 3,42°	+ 68,53
2.	4,4175 »	+ 24,388°	+ 69,009
	2,2087 »	+ 11,948°	+ 67,61
	1,1043 »	+ 6,008°	+ 68,00

Nach diesen Werthen — vorbehaltlich ihrer weiteren Bestätigung — nimmt die specifische Drehung mit der Verdünnung der Lösung entschieden ab, scheint dies aber nicht kontinuirlich zu thun, sondern bei starker Verdünnung wieder etwas zuzunehmen. In Versuch 2 wurde die Untersuchungsröhre mit einer Lösung von unbekanntem Gehalt gefüllt, dann durch Eindampfen von 10 Cc. derselben die in ihnen gelöste Menge Substanz bestimmt, und daraus der Gehalt der untersuchten Lösung berechnet. — Dieser Versuch ist nicht an die obigen 3 angereiht worden, weil bei unvollständiger Reinheit der Substanz nicht die gleiche Genauigkeit wie bei jenen erreicht werden konnte. Für den vorliegenden Zweck war dies ohne wesentliche Bedeutung.

Aus den 3 ersten Bestimmungen berechnet sich also als Mittelwerth bei einer Concentration der Lösung von 10 bis zu 16,5% eine specifische Drehung ($(\alpha)_D$) von + **69,54** für das salzsaure Glykosamin.

Da man bisher nicht im Stande war nach einem allgemein gültigen Gesetz aus dem Drehungsvermögen aktiver Körper auf das ihrer Derivate zu schliessen, und speziell für die Kohlehydrate in dieser Beziehung noch gar keine Gesetzmässigkeit zu erkennen ist, so wird sich auch in unserem Falle aus dem Drehungsvermögen des Glykosamin kein bestimmter Rückschluss auf dessen Verwandtschaft mit anderen Kohlehydraten machen lassen. Der einzige Körper, welchen man, abgesehen von den Alkaloiden, wegen seiner entfernten Aehnlichkeit zu einer Vergleichung heranziehen könnte, ist die Amidobernsteinsäure. Dieselbe besitzt in saurer Lösung eine specifische Drehung von + 27,68; ihr höher amidirtes Derivat, das Amidobernsteinsäureamid, eine Drehung von + 35,09 in saurer Lösung.

V. Fäulniss und Gährung.

Verschiedene Kohlehydrate werden bekanntlich in Berührung mit saurer Milch oder faulenden Albuminaten, besonders bei Anwesenheit von kohlensauren Alkalien, in Milchsäure umgewandelt, sog. «Milchsäuregährung». Da bei diesem Vorgang immer Fäulnissprocesse gleichzeitig bestehen, so wird das milchsaure Alkali leicht weiter in buttersaures und kohlensaures Alkali, in Kohlensäure und Wasserstoff zerlegt; weiter entstehen Propionsäure und Essigsäure. Eine kleine Menge salzsaures Glykosamin wurde in starker Verdünnung in einem zu einer feinen Spitze ausgezogenen Kolben der Einwirkung von faulendem Fibrin mit Calciumcarbonat ein Vierteljahr bei einer Temperatur von ca. 30° ausgesetzt. Dann wurde die Flüssigkeit etwas eingeengt, um zuerst eine Ausscheidung des Calciumhydrocarbonat zu erzielen, das Filtrat zur Trockne eingedampft, in wenig Wasser gelöst und mit verdünnter H_2SO_4 destillirt. Das Destillat war stark sauer, und auf Zusatz von Aetzbaryt wurde ein Baryumsalz von dem Ansehen eines durchsichtigen Lacks gewonnen, welches 50,98% Baryum enthielt, ein Werth, der für Anwesenheit von Essigsäure und Buttersäure spricht.

Nachdem durch fraktionirte Destillation der wässrigen Lösung dieses Baryumsalzes mit verdünnter $H_2 SO_4$ eine möglichste Concentration der leichtflüchtigen Bestandtheile hergestellt war, gelang es nicht, durch Uebersättigen mit Chlorcalcium eine Abscheidung von Buttersäure herbeizuführen; dieselbe konnte jedoch durch den Geruch mit einiger Sicherheit erkannt werden. Auf den Nachweis der Milchsäure war bei der schnellen Weiterumwandlung, welche dieselbe durch die gleichzeitige Fäulniss erfährt, und wegen der geringen Menge der angewandten Substanz nicht zu rechnen, zumal die Konstatirung der Buttersäure ohne Weiteres auf die stattgehabte Milchsäuregährung schliessen lässt.

Das salzsaure Glykosamin sowie seine unten zu béschreibenden Derivate — das freie Glykosamin mit inbegriffen — sind mit Hefe nicht gährungsfähig. Es wurde eine grössere Anzahl von Versuchen bei verschiedenen Temperaturen und Concentrationen angestellt, welche sämmtlich zu diesem Resultat führten.

Auf Vorschlag des Herrn Professor Baumann unterzog ich auch die combinirte Einwirkung von Fäulniss und Gährung einer Prüfung. In einem Vorversuch wurden zunächst 3 gleiche Mengen Traubenzucker, a) mit Hefe, b) mit Hefe + Kanalschlamm, c) mit Kanalschlamm allein, über Quecksilber bei Zimmertemperatur aufgestellt. Bei a) und b) entwickelten sich in kurzer Zeit gleiche Mengen Kohlensäure ganz gleichmässig, während bei c) nur ganz allmählich etwa der zehnte Theil von Gas in der gleichen Zeit durch den Einfluss der Fäulniss entstand. Weiter wurden in 2 Röhren gleiche Mengen von salzsaurem Glykosamin, in der einen mit Schlamm, der anderen mit Hefe und Schlamm, unter denselben Verhältnissen wie oben aufgestellt. In beiden Röhren konnte 8 Tage hindurch eine ganz gleichmässig wachsende mässige Gasentwicklung als Produkt der Einwirkung des Schlammes constatirt werden. Also auch hier keine Einwirkung der Hefe auf das offenbar durch verschiedene Zwischenstufen einer weitgehenden Zersetzung anheimfallende Glykosamin. Dass die Hefe in Berührung mit dem Schlamm wirkungsfähig bleiben musste, war durch den Vorversuch mit Traubenzucker bewiesen worden.

Es bleibt immerhin interessant, konstatirt zu haben, dass die Hefe in inniger Vermischung mit dem so energisch zersetzenden Kanalschlamm ihre Wirkung auf den Traubenzucker qualitativ und quantitativ ungestört zu Ende führt.

VI. Derivate des salzsauren Glykosamin.

Durch Einwirkung äquivalenter Mengen von salpetersaurem oder schwefelsaurem Silber kann man leicht das salpetersaure und schwefelsaure Glykosamin aus der salzsauren Verbindung darstellen. Man lässt die Umlagerung in der Kälte vor sich gehen und erwärmt dann möglichst wenig bis zur völligen Ausfällung des Chlorsilbers. Nach dem Abfiltriren werden durch vorsichtiges Eindampfen beide Verbindungen als syrupöse, mässig braun gefärbte, sauer reagirende Massen erhalten; die salpetersaure Verbindung krystallisirt schwierig und ganz unvollständig in einzelnen Nadeln nach sehr langem Stehen an der Luft und über Schwefelsäure; die schwefelsaure dagegen leichter und vollständig in zu Gruppen angeordneten Nadeln. Dieselbe kann auch durch Eindampfen der salzsauren Verbindung mit starker H_2SO_4 dargestellt werden. Die Umlagerung geht jedoch so nur langsam vor sich, und es bedarf eines öfteren Zusatzes von verdünnter H_2SO_4, um durch wiederholtes Eindampfen die HCl vollständig zu verjagen. Wahrscheinlich bildet sich hier zunächst ein saures schwefelsaures Salz, und erst bei bedeutendem Ueberschuss von H_2SO_4 gelingt unter Zersetzung weiterer salzsaurer Moleküle die Bildung des neutralen schwefelsauren Salzes. Nach vollständiger Verjagung der HCl wurde die Flüssigkeit zum Syrup eingedampft und mit absolutem Alkohol versetzt. Es entstand eine sehr zähe Ausscheidung von schwarzbrauner Farbe; der anfänglich ebenso gefärbte Alkohol hellte sich bald unter Abscheidung öliger Tropfen vollständig auf. Nach Abgiessen des Alkohol krystallisirte der Rückstand nur sehr langsam und unvollständig vom Rande her.

Die essigsaure Verbindung wurde durch Eindampfen

äquivalenter Mengen von Kaliumacetat und salzsaurem Glykosamin als schwarzbrauner Syrup, der in feinen Nadeln krystallisirte, erhalten.

Die eben beschriebenen 3 Verbindungen reagiren sauer; die schwefelsaure in beträchtlich höherem Masse als die salzsaure.

Nach Schütteln einer Lösung von salzsaurem Glykosamin mit überschüssigem Bleihydroxyd, Filtriren und vorsichtigem Eindampfen krystallisirte, ebenfalls aus einer dunkelbraun gefärbten syrupösen Masse, eine sehr unbeständige Verbindung vollständig aus, welche wahrscheinlich als ein Doppelsalz von Glykosamin und Bleichlorid aufzufassen ist.

Das salzsaure Glykosamin bildet mit Platinchlorid kein Doppelsalz; beide Körper geben in wässriger Lösung zusammen keinen Niederschlag, und auf Zusatz von absolutem Alkohol wird, wenn die Lösung sehr concentrirt war, das salzsaure Glykosamin unverändert ausgefällt. — Auch mit Phosphormolybdänsäure war kein gut charakterisirter Niederschlag in genügender Menge zu erzielen. Mit Quecksilberjodidjodkalium dagegen wurde ein sehr fein-krystallinischer Niederschlag erhalten, der längere Zeit zum völligen Absetzen brauchte und beim Schütteln der Flüssigkeit ein lebhaftes Glitzern derselben hervorrief.

Das freie Glykosamin wurde bisher nur aus der schwefelsauren Verbindung dargestellt. Diese wurde mit überschüssigem Barytwasser in der Kälte zusammengebracht, der Ueberschuss von Baryum genau mit H_2SO_4 ausgefällt, und die abfiltrirte Flüssigkeit bei möglichst niederer Temperatur eingedampft. Aus leicht braungefärbtem Syrup schied sich das Glykosamin in Körnchenhaufen und verschieden angeordneten Nadeln leicht aus; ein Theil der Verbindung krystallisirte aus Alkohol — in welchem sie schwer löslich ist — in grössern Nadeln vollständig aus. Wie schon oben erwähnt wurde, ist auch das freie Glykosamin nicht mit Hefe gährungsfähig. Die wässrige Lösung reagirt neutral, und so ist das Glykosamin offenbar, wie der Traubenzucker, als ein Alkohol aufzufassen, der in gleicher Weise mit Säuren und Basen (Fällung durch alkoholische Kalilauge und Lösung von Kupferhydroxyd mit tiefblauer Färbung) Verbindungen eingehen kann.

Für den zunächst verfolgten Zweck, die allgemeinen Eigenschaften des Glykosamin kennen zu lernen, bieten die eben skizzirten Verbindungen in ihren Krystallisations- und sonstigen Eigenschaften bei Weitem nicht die Vortheile zur Untersuchung, wie die salzsaure Verbindung; es wurde desshalb vorläufig von einer Reindarstellung derselben in grösseren Mengen Abstand genommen. Eine spätere Vergleichung der einzelnen Glykosaminverbindungen in ihren Eigenschaften unter einander dürfte ein besonderes Interesse beanspruchen[1]).

Es sei noch an dieser Stelle erwähnt, dass das Glykosamin mit Chinon, wie dies auch für andere Aminbasen konstatirt ist, eine Verbindung eingeht, welche sich durch Auftreten einer intensiv rothbraunen Färbung anzeigt. Der Versuch wurde so angestellt, dass eine Lösung von salzsaurem Glykosamin mit Baryumcarbonat bis zum Aufhören der Kohlensäureentwicklung erwärmt, der Ueberschuss abfiltrirt, und zu der farblosen Flüssigkeit einige Krystalle von Chinon hinzugefügt wurden; es trat dann die erwähnte Farbenreaktion ein.

VII. Versuche zur Substitution der NH_2gruppe durch OH.

Soweit wir durch die im Vorigen mitgetheilten Versuche über Zusammensetzung und Eigenschaften des salzsauren Glykosamin Auskunft bekommen haben, zeigt dasselbe zu keinem Körper so nahe Beziehungen, wie zu dem Traubenzucker. Es musste desshalb als der nächste und wichtigste Theil unserer Aufgabe erscheinen, die direkte Darstellung von gährungsfähigem Traubenzucker aus dem Glykosamin zu versuchen. — Dies ist jedoch trotz zahlreicher nach verschiedenen Methoden angestellter Versuche nicht gelungen; es

[1]) Ich führe noch an, dass die verschiedenen Eindampfungsrückstände, von welchen im Vorigen bei den einzelnen Verbindungen wiederholt die Rede war, eine deutliche Fluorescenz zeigten, ohne dass bei der Häufigkeit dieses Befundes bei organischen Zersetzungen demselben eine charakteristische Bedeutung beigemessen werden soll.

ergab sich vielmehr das unerwartete Resultat, dass das Produkt, welches man durch Substitution der NH_2- durch die OHgruppe aus dem Glykosamin erhält, ein dem Traubenzucker sehr nahe stehender, wahrscheinlich sogar mit ihm isomerer Körper, nicht aber dieser selbst ist. Trotz des vorläufig mehr negativen Werthes, welchen die angestellten Versuche haben, mögen sie doch im Folgenden etwas ausführlicher beschrieben werden, weil sie nicht unwichtige Gesichtspunkte für die allgemeine Beurtheilung und besonders für die weitere Aufklärung der Verwandtschaftsbeziehungen des Glykosamin ergeben haben[1]).

Nach Erfahrungen mit anderen Amidverbindungen musste zunächst zur Ersetzung der NH_2gruppe durch OH an die salpetrige Säure und in Rücksicht auf die HCl[2]) an das Silbernitrit gedacht werden. In mehreren Versuchen konnte denn auch nach dem einleitenden Verfahren zur Entfernung der HCJ in der farblosen Flüssigkeit bei gelindem Erwärmen eine anfangs sehr stürmische Entwicklung von Stickstoff konstatirt werden, die beim Eindampfen noch längere Zeit andauerte. Beim Kochen einer Probe dieser jetzt leicht braun gefärbten Flüssigkeit mit Silbernitrit erfolgte keine Stickstoffentwicklung mehr. Dieser Versuch wurde einige Male in derselben Weise ausgeführt; das gewonnene Produkt zeigte zwar noch Reduktion, war aber nicht mit Hefe gährungsfähig.

Da man bei diesem unerwarteten Resultat immerhin an einen schädlichen Einfluss des Silbers denken konnte, so wurde nun eine grössere Anzahl von Versuchen mit Kaliumnitrit angestellt, und zwar so, dass die Stickstoffentwicklung gleichzeitig quantitativ kontrolirt werden konnte. Nach Analogie der bekannten Einwirkung der salpetrigen Säure auf andere Amidverbindungen musste die Wechselwirkung zwischen salzsaurem Glykosamin und Kaliumnitrit in folgender

[1]) Der Versuch, durch Kochen von Traubenzucker und Salmiak mit starker HCl ein krystallinisches Produkt zu gewinnen, führte zu keinem Resultat.

[2]) Auch die folgenden Versuche wurden sämmtlich mit der salzsauren Verbindung ausgeführt.

Weise erwartet werden: Zunächst wird die HCl durch das Kalium gebunden, dann werden aus je einem Mol. Glykosamin und salpetriger Säure 2 At. Stickstoff — d. h. der gesammte Stickstoff beider — frei; die 2 At. Wassertoff der NH_2gruppe geben mit 1 At. Sauerstoff der salpetrigen Säure H_2O, der Rest des HNO_2 Mol. — OH — tritt an Stelle der NH_2gruppe, und es entsteht so das Mol. des Traubenzuckers:

$$C_5O_5H_9 . CH_2 . NH_2 + HNOO = C_5O_5H_9 . CH_2 . OH \; [C_6H_{12}O_6] + 2N + H_2O.$$

Die Anordnung der Versuche war folgende: Eine bekannte Lösung von salzsaurem Glykosamin wurde in einen kleinen Kolben mit doppelt durchbohrtem Kork gebracht, aus welchem 2 spitzwinklich gebogene Glasröhren, die eine in ein Gefäss mit concentrirter Lösung von Kaliumnitrit, die andere in eine über Quecksilber aufgestellte, mit Quecksilber gefüllte Röhre, herausführten. Die beiden Glasröhren waren in der Nähe ihres äusseren Endes mit Schaltstücken von Kautschukschläuchen versehen, durch deren Kompression gleichzeitig der Kolben und der grössere Theil der Glasröhren selbst abgeschlossen werden konnte. Jeder Versuch begann damit, durch Kochen des Kolbeninhalts alle Luft aus dem eben bezeichneten verschliessbaren Raum herauszutreiben. Dies geschah zuerst durch die eine Glasröhre bei Verschluss der anderen, dann umgekehrt; und nach dem Erkalten bei beiderseitigem Abschluss der grösseren Genauigkeit wegen nochmals in derselben Weise. Die Glasröhren waren jetzt bis an die durch Klemmschrauben komprimirten Schlauchstellen — nach Kondensation des vorher durchgetriebenen Wasserdampfes — auf der einen Seite mit Kaliumnitritlösung, auf der anderen mit Quecksilber gefüllt. Nach völligem Erkalten des Kolbeninhalts wurde nun von der einen Seite her vorsichtig die gewünschte Menge Kaliumnitrit in den Kolben eintreten gelassen, und wieder abgeschlossen; dann so lange gekocht, bis der Druck im Kolben hoch genug war, um die Quecksilbersäule auf der anderen Seite zu überwinden. Der entwickelte Stickstoff stieg dann in grossen Blasen in der mit Quecksilber gefüllten Röhre auf. Nach dem völligen Aufhören der Gasentwicklung wurde das Kochen unterbrochen, wieder abgeschlossen und erkalten gelassen, um durch nochmaliges Kochen etwa zurückgebliebene Spuren von Gas auszutreiben.

Bei den ersten Versuchen ergab die Bestimmung der entwickelten Gasmenge noch nicht das erwartete Resultat; es stellte sich aber bald heraus, dass die zu niedrigen Stickstoffwerthe durch eine nicht unbedeutende Verunreinigung des Kaliumnitrit mit Natriumcarbonat bedingt waren, und dass die gefundene Gasmenge bis zu einer gewissen Grenze Funktion der Concentration der angewandten Lösungen ist.

Mit neutralem Kaliumnitrit und möglichst concentrirten Lösungen wurden nun folgende Werthe nach der obigen Versuchsanordnung gefunden:

Salzsaures Glykosamin.	Geforderte Stickstoffmenge[1]).	Gefundene Stickstoffmenge.	Procente der geforderten Stickstoffmenge
0,5845 gr.	0,0759 gr.	0,0819 gr.	= 107,8%
0,4915 »	0,0638 »	0,0694 »	= 108,77%
0,4205 »	0,0546 »	0,05779 »	= 105,7%

Die zu den einzelnen Versuchen verwandte Menge von Kaliumnitrit betrug ungefähr 10 gr.; die Mischung beider Lösungen 30—50 Cc.

Wenn man einzelne schwer zu vermeidende Möglichkeiten berücksichtigt, welche bei dem beschriebenen Verfahren einen etwas zu hohen Werth für den entwickelten Stickstoff erklären können, so geht aus den Versuchen mit Sicherheit hervor, dass die Einwirkung des Kaliumnitrit auf das salzsaure Glykosamin im Sinne der oben aufgestellten Gleichung geschieht.

Wegen des bedeutenden Ueberschusses von Kaliumnitrit waren die bei den einzelnen Bestimmungen gewonnenen Flüssigkeiten zur weiteren Untersuchung nicht geeignet, und es wurde desshalb eine neue Menge von 10 gr. salzsauren Glykosamins mit ungefähr der gleichen Gewichtsmenge, d. h. den Aequivalentzahlen nach mit einem beinahe dreifachen Ueberschuss von Kaliumnitrit, auf dem Wasserbade bis zum

[1]) = 2 N der obigen Gleichung.

Aufhören der Gasentwicklung eingedampft, die syrupöse Flüssigkeit mit heissem absolutem Alhohol extrahirt, und dieser von dem sich beim Erkalten ausscheidenden Kaliumchlorid abfiltrirt. Auf Zusatz von alkoholischer Kalilauge entstand in diesem Filtrat eine sehr starke Trübung, die bald mit Ausscheidung einer bräunlich gefärbten öligen Masse verschwand. Die Menge dieses Niederschlags bewies, dass der grösste Theil des bei dem Versuch gebildeten Produktes durch die alkoholische Kalilauge gefällt war. Nach Abgiessen des klar gewordenen Alkohols wurde der Niederschlag in wenig Wasser gelöst, mit Kohlensäure übersättigt, das gebildete Kaliumcarbonat mit absolutem Alkohol gefällt, und so eine leicht braun gefärbte Flüssigkeit mit neutraler Reaktion erhalten.

Nach den Hauptmomenten des ganzen Versuchs, den Stickstoffbestimmungen, der Löslichkeit des Produktes in heissem Alkohol, seiner Menge und besonders der Fällbarkeit durch alkoholische Kalilauge, schien es in hohem Grade wahrscheinlich, dass jetzt die erwartete Lösung von Traubenzucker vorliege; in der That zeigte dieselbe auch stark reducirende Eigenschaften, war aber nicht mit Hefe gährungsfähig, auch war der Geschmack kein deutlich süsser. Krystallisation wurde in dieser Flüssigkeit bisher auch beim Behandeln mit Alkohol und Aether nicht beobachtet. Ein zweiter in gleicher Weise angestellter Versuch führte zu demselben Resultat; dabei konnte auch konstatirt werden, dass mit der Stickstoffentwicklung sowohl die Reduktionskraft auf Fehling'sche Lösung, als auch die Rechtsdrehung abnehmen; diese sehr bedeutend, erstere ungefähr um ein Drittel.

Schliesslich wurde auch noch die Einwirkung von Essigsäureanhydrid auf das essigsaure Glykosamin einer Prüfung unterworfen. Es konnte vermuthet werden, dass vielleicht unter Bildung von Acetamid eine Abspaltung der NH_2gruppe aus dem Glykosamin unter Eintritt der Gruppe $O\,C_2\,H_3\,O$ des Essigsäureanhydrids stattfände. Diese wäre dann leicht zu entfernen gewesen, und es hätte die Zusammensetzung $C_6\,H_{12}\,O_6$

erhalten werden müssen. Das essigsaure Glykosamin wurde im zugeschmolzenen Rohr mit überschüssigem Essigsäureanhydrid auf 105° erhitzt, unter Zusatz von Wasser eingedampft und mit heissem Alkohol extrahirt. Nach Verjagung des Alkohol war der braun gefärbte zähflüssige Rückstand in der Kälte in Wasser sehr schwer löslich, beim Erhitzen auf dem Wasserbade und beim Kochen löste er sich aber allmählich unter lebhafter Gasentwicklung. Die Lösung reducirte, war aber nicht mit Hefe gährungsfähig. Mit Natronkalk erhitzt, entwickelte sich reichlich Ammoniak, so dass wohl anzunehmen ist, dass bei dem Versuch die NH_2gruppe nicht durch das Essigsäureanhydrid aus dem Glykosamin entfernt wurde; ob überhaupt eine Einwirkung und in welcher Weise dieselbe stattgefunden hat, lässt sich nach den vorliegenden Daten nicht entscheiden.

Sollen wir die im letzten Abschnitt beschriebenen Versuche zusammenfassen, so berechtigen sie entschieden zu dem Schluss, dass durch Austausch der NH_2gruppe des Glykosamin mit OH kein gährungsfähiger Traubenzucker geliefert wird. Es muss ferner nach den vorliegenden Stickstoffbestimmungen, der Menge des durch alkoholische Kalilauge gefällten Produktes und seinen reducirenden Eigenschaften in hohem Grade wahrscheinlich erscheinen, dass durch die beschriebene Einwirkung des Kaliumnitrit auf das salzsaure Glykosamin ein Körper von der Zusammensetzung $C_6H_{12}O_6$ gebildet wird.

Wenn diese Annahme richtig ist, wird es einer weiteren Untersuchung vorbehalten bleiben müssen, aufzuklären, von welcher der zahlreichen nur zum Theil bisher bekannten Isomerien der Formel $C_6H_{12}O_6$ das Glykosamin als Aminbase abzuleiten ist, oder ob dasselbe vielleicht — worauf das Verhalten gegen Alkalien deuten könnte — als ein Säureamid aufzufassen ist.

Die mitgetheilten Versuche wurden in den physiologisch-chemischen Laboratorien zu Strassburg und Berlin unter Leitung der Herren Professoren Hoppe-Seyler und Baumann ausgeführt.

Buchdruckerei H. L. Kayser.

MIX
Papier | Fördert gute Waldnutzung
FSC® C083411

Zeitfracht Medien GmbH
Ferdinand-Jühlke-Straße 7
99095 Erfurt, Deutschland
produktsicherheit@kolibri360.de